Observations
météorologiques

T$_c$⁶
23

$Tc^6{}_{23}$

OBSERVATIONS
MÉTÉOROLOGIQUES
ET
MÉDICALES,

Recueillies dans le Département d'Indre et Loire, et publiées par la Société médicale de Tours.

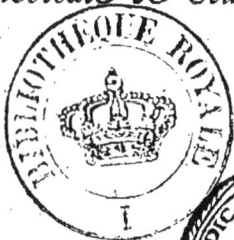

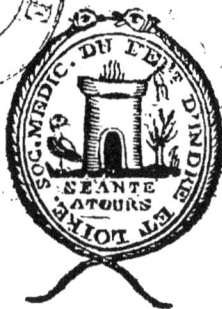

A TOURS,
Chez F. VAUQUER - LAMBERT,
Imprimeur de la Société médicale.

Les différens Ouvrages, Observations et Mémoires, imprimés ou manuscrits, doivent être adressés, francs de port, à M. VARIN, Médecin de l'Hospice Général, et Secrétaire perpétuel de la Société médicale de Tours.

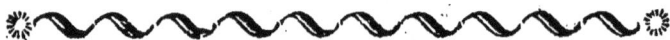

HYVER de L'ANNÉE 1812.
MÉTÉOROLOGIE.

Jusqu'au 24 Octobre 1811, il y avoit eu de fortes chaleurs, & plusieurs arbres avoient fleuri pour la seconde fois. Les pluies avoient e. suite rendu la température plus froide. Le 6 Décembre on avoit vu de la glace assez épaisse, et il avoit gelé toutes les nuits à partir du 24.

La saison de l'hyver a été généralement douce, humide & variable. Les eaux ont inondé presqu. constamment les environs de la Ville, au Sud & à l'Ouest.

JANVIER 1812.

Plus grande élévation du merc. 770 mil.
Mo...dre élévation. . . . .736.
Moyenne élévation. . . . 758.
Plus grand degré de chaleur. 7.°50.
Moindre degré de chaleur. -5.°
Chaleur moyenne. . . . . 2.°
Plus grande élév. de l'hygr. (a) 96.
Moindre élévation. . . . . 77.
Elévation moyenne . . . . 85.
Le vent a soufflé N. . . . . 2 jou.
            N.-E. . . . 7.

Le vent a soufflé E. . . . 7 jours.
            S-E. . . . 3.
            S. . . . . 3.
            S-O. . . . 5.
            O. . . . . 1.
            N.-O. . . . 3.
Nombre de jours beaux. . . 10.
            Couverts. . 17.
            De pluie . . 6.
            De brouillard. 4.

FÉVRIER.

Plus grande élévation du merc. 764.
Moindre élévation . . . . 745.
Elévation moyenne . . . . 757.
Plus grand degré de chaleur 14.°
Moindre degré de chaleur - 1.°
Chaleur moyenne. . . . 6.°
Plus grande élévat. de l'hygr. 96.
Moindre élévation. . . . . 72.
Elévation moyenne . . . . 82.
Le vent a soufflé N. . 0.
            N.-O. 0.

Le vent a soufflé E. . . . 5.
            S-E. . . . 2.
            S. . . . 3.
            S.-O. . . 4.
            O. . . . 11.
            N. - O. . . 4.
Nombre de jours beaux . . 7.
            Couverts. . . 19.
            De pluie . . 18.
            De brouillard . 3.
            Tonnerre & éclairs. . . 3.

MARS.

Plus grande élévation du merc. 768.
Moindre élévation. , . . 132.
Elévation moyenne. . . . 755.
Plus grand degré de chaleur. 16.°
Moindre degré de chaleur. 0. 50.
Chaleur moyenne . . . 4. 50.
Plus grande élévat. de l'hygr. 95.
Moindre élévation . . . . 65.
Elévation moyenne. . . . 79.
Le vent a soufflé N. . 6.
            N.-E. 5.

Le vent a soufflé E. . . . 6.
            S-E. . . . 1.
            S. . . . 1.
            S.-O. . . 7.
            N.-O . . 2.
Nombre de jours beaux. . . 3.
            Couverts . 26.
            De pluie . . 12.
            Tonnerre & éclairs. . 1.
            Neige ou grêle. . . 6.

[a] De Saussure.

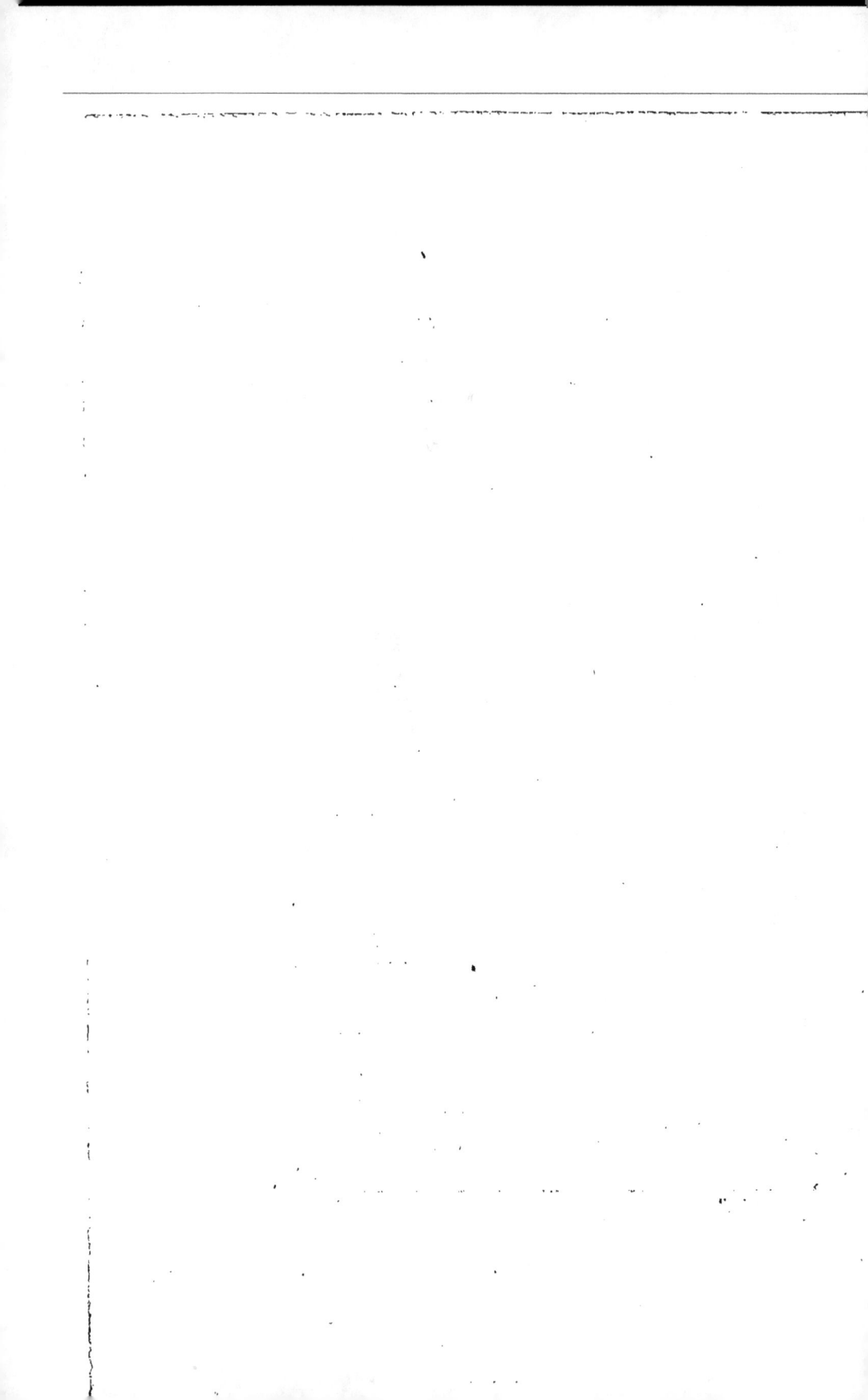

OBSERVATIONS
MÉDICALES.

FIÉVRES MUQUEUSES.

LES fièvres d'accès, très-multipliées jufqu'alors, ont difparu au commencement de Décembre. Le nombre des malades a été fort petit pendant le même mois et pendant les deux fuivans. Il n'a commencé à augmenter que vers la fin de Février et furtout en Mars. Les maladies les plus communes alors étoient des fièvres continues qui entraînoient rarement quelque danger, & la mortalité a été peu confidérable. Elles fe faifoient remarquer par un défaut de réaction, la lenteur de leur marche, & l'efpece d'apathie dans laquelle elles plongeoient quelquefois les malades.

OBSERVATION 1.re Un Soldat de la compagnie de réferve du Département du Cher, accoutumé à un fervice doux, venoit de faire une marche affez longue pendant laquelle il avoit fouffert de la fatigue, de la pluie & du froid. Après 12 ou 15 jours de mal-aife, il s'arrêta au commencement de Décembre. Alors, laffitude, inertie générale, foibleffe; douleur gravative mais obtufe, occupant toute la tête; appétit prefque nul, fans dégoût ni amertume à la bouche; langue rouge, un peu tuméfiée, piquetée de points muqueux blanchâtres. Il eut plufieurs fois des naufées. Couleur blanche & terne de toute la peau, même au vifage; toux légère & peu fatigante; pouls foible, à peine accéléré durant le jour; la nuit, chaleur plus marquée, foif, agitation légère, infomnie. On eft revenu trois fois à l'ufage du vomitif, on a cherché à ftimuler l'action vitale par les amers, la camomille, la rhubarbe, l'ipécacuanha, le quinquina, &c. Le malade a paffé deux mois dans le même état, fauf l'addition momentanée de quelques fymptômes paffagers, comme augmentation de la toux, douleurs dans l'abdomen, dans les lombes, &c. Enfin les amers & les anti-fcorbutiques ont amené un rétabliffement à peu-près complet au bout du troifième mois.

Ces fièvres s'annonçoient ordinairement par un prélude de 5, 8 ou 12 jours: laffitudes générales, pefanteur de tête, vertiges, fenfibilité au froid, diminution ou nullité de l'appétit, &c. Dans certains cas, l'époque de l'invasion de la maladie étoit fort obscure, celle-ci se formant insensiblement par une augmentation graduelle des symptômes avant-coureurs. Mais dans d'autres cas, elle se marquoit par des horripilations vagues, entremêlées de chaleurs, ou par un tremblement plus ou moins long. C'étoit ordinairement vers le soir que la chaleur fébrile se développoit avec accélération du pouls, douleur contusive dans les membres, céphalalgie occupant le front, & s'étendant quelquefois à toute la tête en manière de douleur fluxionnaire.

La fièvre marchoit ensuite d'une manière continue, mais avec des alternatives souvent irrégulières de rémissions & de redoublemens. Ces derniers avoient lieu plus souvent la nuit, se prolongeoient dans la matinée, se renouvelloient quelquefois pendant le jour pour recommencer encore la nuit suivante. Très-souvent leur intensité étoit plus grande de deux en deux jours. Chez un petit nombre de malades, quelques paroxysmes ont commencé par un frisson ou un léger refroidissement. Le pouls toujours plus fréquent, plus développé dans les exacerbations, conservoit un caractère constant de foiblesse qui le faisoit disparoître sous une pression assez légère. Le fonds du visage, généralement pâle & blanchâtre, s'animoit d'une couleur rosée dans les paroxysmes; la langue rouge étoit souvent recouverte de mucosités blanchâtres, disposées par couches ou par points détachés; ses bords légèrement gonflés conservoient l'empreinte des dents; la bouche étoit insipide & pâteuse, rarement amère. Il y avoit souvent des nausées & quelquefois des vomissements. Quelques malades avoient le ventre serré, mais plus ordinairement les selles étoient fréquentes, quelquefois précédées de légères douleurs d'entrailles; au moins survenoit-il très-souvent de la diarrhée aux approches de la terminaison.

Quelquefois la guérison a suivi de près l'emploi du vomitif & d'une légère purgation. D'autres fois, la maladie suivant son cours après l'émétique, il est survenu du 4 au 7.e & même au 11.e jour, une hémorrhagie nazale assez ample : toujours elle étoit précédée d'une exacerbation plus forte & d'un mal de tête plus marqué : les symptômes diminuoient ensuite, & la guérison a toujours été décidée quelques jours après. Ce mouvement salutaire de la nature a été rare dans la première moitié de la saison. Il y en a eu quelques exemples en Février, & cette circonstance jointe à l'intensité généralement plus grande de la céphalalgie, sembloit annoncer déjà le caractère inflammatoire que les maladies alloient prendre dans le mois suivant. Mais en Mars, les epistaxis ont été également communs, abondants et salutaires. Un Militaire, entr'autres, au 4.e jour d'une fièvre muqueuse, éprou-

voit une céphalalgie féroce avec délire & impossibilité de se
contenir. Il versa plus d'un litre de sang en moins de 3 jours;
il tomba même dans un état de foiblesse qui l'inquiétoit; il étoit
en parfaite convalescence le neuvième jour.

Si la fièvre passoit le premier septénaire, elle se terminoit
quelquefois à la fin du second, mais il arrivoit bien souvent
qu'après des annonces infidèles de convalescence, vers le 14.ᵉ
jour, elle reprenoit sa marche plutôt ou plutard, & se pro-
longeoit ensuite jusqu'au 28.ᵉ & souvent au-delà. Ce cas avoit
lieu surtout lorsque les signes de réaction paroissoient très-foibles.

Quelques-unes de ces fièvres sont devenues adynamiques,
principalement pendant les mois de Janvier & de Février. On pouvoit bien, chez certains malades, remarquer dès le principe,
quelques signes de mauvais caractère, un peu plus de stupeur ou
d'accablement, un degré d'affoiblissement prématuré, &c. mais
ce n'étoit que vers le 7, le 9 ou le 11.ᵉ jour, qu'on observoit
un ensemble de symptômes vraiment adynamiques : délire ou
rêvasserie à laquelle il n'étoit pas toujours difficile d'arracher les
malades ; pesanteur de tête, stupeur, somnolence, lenteur dans
les réponses & dans les mouvements, les sens plus ou moins
émoussés, céphalalgie obtuse, rarement violente; les yeux injectés, humides, douloureux par l'impression de la lumière; la
langue sèche & fuligineuse, souvent humectée de deux en deux
jours, chaleur âcre avec viscosité ou sécheresse & aridité de la
peau; le pouls plus ou moins fréquent, mais souvent petit &
toujours foible; prostration des forces. Un petit nombre de malades a offert des taches pétéchiales dans la 2.ᵉ semaine, & une
éruption miliaire rare dans la 3.ᵉ. Il y avoit ordinairement de la
toux & quelquefois des crachats marqués de filets de sang; les
selles étoient assez ordinairement fréquentes, & quelquefois le
ventre étoit douloureux, & plus ou moins météorisé.

Ces fièvres offroient le plus souvent des exacerbations plus
marquées de 2 en 2 jours, & se terminoient rarement avant
le 21 ou 28.ᵉ. Quelques-unes, après un état d'amélioration plus
ou moins séduisant, comme il arrivoit souvent dans les muqueuses simples, se sont prolongées jusqu'au 40.ᵉ. Souvent on
ne pouvoit reconnoître précisément l'époque de la terminaison.
Le nombre & la gravité des symptômes diminuoient de jour en
jour, & les forces du corps ainsi que celles de l'esprit se réta-
blissoient dans la même proportion. Enfin, comme les muqueuses
simples, elles ont fini quelquefois par un certain nombre d'accès
tierces ou double-tierces.

Nous avons observé, vers la fin des fièvres, des sueurs mo-
dérées, mais universelles & répétées, des urines sédimen-

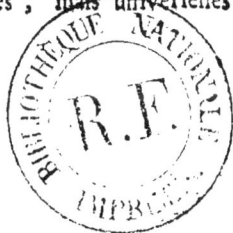

teuſes, des crachats blancs, épais, & cuits, & des excrétions vermineuſes même chez les adu'tes. Les diarrhées ont
paru avantageuſes quand les ſelles n'étoient ni trop ſéreuſes ni
trop fréquentes, & qu'elles n'affoibliſſoient pas ultérieurement.
L'enflûre des malléoles, & même une légère infiltration générale n'ont jamais été fâcheuſes ; il eſt ſurvenu aſſez ſouvent des
ulcérations aphtheuſes, des phlogoſes ou éryſipèles gangréneux
qui n'ont pas toujours été d'un bon augure.

Le traitement a preſque toujours exigé l'uſage du vomitif,
& ſouvent il convenoit d'y recourir pluſieurs fois. Il étoit rare
que la violence de la céphalalgie exigeât l'application des ſang-
ſues aux tempes, mais alors il en réſultoit toujours une détente
avantageuſe. Les boiſſons d'abord adouciſſantes, mucilagineuſes
& acidules devoient être enſuit remplacées par des infuſions
toniques ou animées par de légers ſtimulans.... Dans les complications adynamiques, les véſicatoires aux jambes & quelquefois
à la nuque, ont combattu utilement les ſignes de congeſtion vers
la tête. On ſoutenoit les forces par l'uſage modéré du quinquina : on diminuoit l'irritation atonique des entrailles par de
légères doſes de rhubarbe & d'ipé acuanha avec la magnéſie
ou le muriate d'ammoniaque, en poudre ou dans des potions
auxquelles on ajoûtoit quelquefois un peu de ſirop diacode. Les
anthelmintiques amers ont ſouvent paru avantageux..... En
général, les vers n'ont été rejetés ſpontanément que dans la
dernière période de la maladie, & toujours cette excrétion a
été ſuivie d'une terminaiſon heureuſe. Mais tout en admettant
que leur préſence peut, dans le cours de la fièvre, donner lieu
à des accidents particuliers, nous n'avons pas remarqué que
leur expulſion artificielle ait concouru à en abréger la durée.

OBSERVATION 2.ᵉ Un homme de 35 ans touſſoit depuis près
de 3 ſemaines. Depuis 5 à 6 jours, mal-aiſe général, laſſitudes,
friſſonnements vagues & irréguliers, preſque point d'appétit. Le
premier Janvier, viſage pâle, les joues un peu enfoncées, le
regard peu animé, douleur obtuſe à la région frontale, langue
couverte d'une couche muqueuſe blanchâtre, bouche pâteuſe,
anorexie, toux peu fréquente ſans douleur à la poitrine, chaleur
avec ſéchereſſe de la peau, pouls fréquent & mol ; la nuit, inſomnie, ſoif, chaleur plus marquée. *Vomitif.*

Le 6 Janvier, proſtration des forces, pouls fréquent, petit,
foible, ſoubreſauts des tendons, délire la nuit précédente, les
yeux injectés, humides, brillants, réponſes tardives, langue ſèche, rouge ſur les bords, toux un peu plus laborieuſe, quelques
crachats ſtriés, déjections fréquentes ; *véſicatoires aux jambes,
eau de riz acidulée, poudre de quinquina avec le camphre.*

.Du 12 au 13, amélioration qui se soutient jusqu'au 15 : suspension de la diarrhée, la peau souple et douce, état naturel des yeux, sommeil, la tête tout-à-fait présente.

Le 16, retour de presque tous les symptômes, à l'exception de la diarrhée, surdité.

Le 24, écoulement puriforme par l'oreille droite. L'expectoration devint plus abondante, blanche, opaque & facile. Vers la fin du mois, la solution s'opéra d'une manière graduée, & la maladie finit par sept accès tierces. La convalescence fut lente, & au bout de six semaines, l'ouie étoit encore dure du côté droit.

OBSERVATION 3.e Un homme de 23 ans, de tempéramment phlegmatique, après dix jours d'un état douteux de santé, fut pris d'une fièvre muqueuse avec diarrhée & douleur légère aux entrailles. Vers le 7.e jour, air de stupeur & d'accablement, pesanteur des paupières, trouble dans les idées, les sens paroissant émoussés, prostration des forces. Amélioration très marquée, les 16, 17 & 18. Le 19.e jour au matin, la tête étoit présente, il avoit dormi la nuit, les déjections se faisoient régulièrement. Tout-à-coup, attaque de convulsions promptement suivie d'un état de mort apparente qui dure 8 à 10 minutes; le malade revient insensiblement au même état qu'auparavant.

Le 22.e les yeux fixes, les pupilles dilatées, léger délire, mais sensations très-obtuses. *Vésicatoire à la nuque.* Le 26, gonflement œdémato-érysipélateux aux malléoles & au pied gauche, avec des phlyctaines remplies de sérosité brunâtre. Le lendemain, même accident à la jambe droite & bientôt escharres gangréneuses profondes. Le 27.e le corps & les membres étoient jetés à l'abandon sur le lit; gangrène aux parties répondant au sacrum. Mort le 31.

OBSERVATION 4.e Une dame habitant dans un des quartiers les plus humides de la Ville, une maison composée seulement d'un rez-de-chaussée, ouverte au nord, & située au fond d'une cour non pavée, fut prise, au commencement de Janvier, d'une indisposition qu'elle regarda comme légère; il survint de la fièvre et, à la joue droite, près la commissure des lèvres, une pustule qui versa de la sérosité. Peu de jours après, il se développa, sous la mâchoire & au-devant du col, un gonflement non circonscrit, sans beaucoup de changement dans la couleur de la peau qui prit seulement un aspect luisant & semi-diaphane. La tumeur s'accrut rapidement, & le 5.e jour au matin, elle etoit très-volumineuse avec dureté & tension considérable de la peau, & se propageoit au-devant du sternum, sur les parties latérales du col, de la mâchoire & des joues, surtout du côté gauche,

& à toute l'épaiſſeur de la lèvre inférieure dont le bord libre formoit un cylindre de la groſſeur au moins du doigt, tendu, luiſant, violet & bientôt noir,.... viſage pâle & livide, déglutition impoſſible, affluence de mucoſités à la bouche, abattement des forces, pouls foible, à peine ſenſible, refroidiſſement des membres. On retrouvoit à peine la trace du bouton puſtuleux ſurvenu d'abord à la joue droite. Mort le ſoir.

Les deux hiſtoires précédentes ont été choiſies comme offrant, dans le cours des deux maladies, des ſymptômes différents de ceux qu'on obſervoit le plus ordinairement, & comme ſe rapprochant beaucoup par l'analogie de leur funeſte terminaiſon. La ſuivante fournira l'exemple, rare dans cette ſaiſon, d'une fièvre adnaymique aſſez aigue.

OBSERVATION 5.ᵉ Un homme de 40 ans, de tempéramment biliofo-ſanguin, bien conſtitué, fut pris tout-à-coup d'un friſſon qui dura une heure, & qui fut ſuivi d'une fièvre vive avec céphalalgie, ſoif, vomiſſements mucoſo-bilieux, inſomnie, agitation. Le 2.ᵉ jour, bouche pâteuſe, nauſées, ſoif, langue couverte d'une couche épaiſſe de mucoſités jaunâtres, pouls accéléré avec beaucoup de chaleur à la peau. *Emétique, boiſſons acidulées, pédiluves, &c.* Dès le 3.ᵉ jour, abattement, ſtupeur, air d'inquiétude; le corps étoit étendu à la renverſe, preſque ſans mouvement, la peau brûlante, ſoubreſauts des tendons, délire la nuit précédente. Le 4.ᵉ langue ſèche & brûlée. Les dents ternes devinrent bientôt fuligineuſes, ainſi que la langue & les lèvres; *véſicatoires aux jambes.* Le 7.ᵉ proſtration extrême des forces, les ſens conſtamment abaſourdis, ſelles fréquentes, involontaires. Aucune régularité dans les redoublements, aucune éruption. Le 12.ᵉ perte de connoiſſance, anaudie, carphologie. Mort le 14.ᵉ

FIÈVRES INTERMITTENTES.

Ce n'eſt que chez un très-petit nombre de malades que les fièvres intermittentes d'automne ſe ſont prolongées durant l'hyver. Nous regrettons cependant de ne pouvoir rapporter ici pluſieurs hiſtoires de fièvre quarte ancienne avec développement conſidérable de la rate, bouffiſſure du viſage, anorexie, leuco-phlegmatie plus ou moins avancée, toux inquiétante, &c. qui ont exigé l'uſage du quinquina. Il ſeroit intéreſſant de voir diminuer, après la ſuppreſſion des accès, & diſparoître aſſez rapidement enſuite le dégoût, la diathèſe ſéreuſe, les léſions organiques & tous les ſymptômes qui avoient juſtement allarmés.

Dès la fin de Février, nous avons obſervé un grand nombre de fièvres d'accès récentes, tierces, double-tierces ou quotidiennes.

Elles fe développoient furtout chez ceux qui en avoient déjà été pris pendant l'automne dernière. Toutes participoient au caractère muqueux de la conftitution.

Frittons très - longs & très-laborieux, entremêlés de bouffées de chaleur avec céphalalgie & brifements des membres, chaleur fatigante, fans qu'elle paroiffe très - forte au toucher, rougeur plus ou moins animée du vifage, tranchant fur le fond pâle de la peau, langue rofée, piquetée de blanc ou enduite d'une couche muqueufe épaiffe & jaunâtre, bouche fade, naufées; dans les intermiffions, anorexie, pâleur du vifage avec un air de bouffiffure, pefanteur ou mal de tête, foibleffe & quelquefois laffitudes accablantes. Quelques malades ont éprouvé des céphalalgies, des otalgies très-violentes, des vomiffements répétés à prefque tous les accès, des douleurs d'entrailles, des éruptions de boutons urticaires ou de véficules femblables à celles du Pemphigus. Les excrétions vermineufes ont été très - communes furtout chez les enfants. Une fille de 13 ans, mife à l'ufage du *fucus helmintho-corton*, a rendu 37 vers en 3 jours; la fièvre a ceffé, le teint a repris fa couleur, & le rétabliffement a été prompt.

Les accès ont quelquefois difparu après l'effet d'un vomitif ou d'un vomitif & d'une purgation. D'autres fois il a fallu recourir à l'ufage des amers indigènes; enfin dans d'autres cas, l'opiniâtreté de la maladie, une tendance manifefte à la leucophlegmatie, un dégoût conftant, & la détérioration progreffive des forces ont commandé l'emploi du quinquina, qui réuffiffoit alors à dofes affez légères.

PHLEGMASIES CUTANÉES.

Il y a eu quelques éryfipèles plus fouvent au vifage, plus rarement aux jambes, toujours accompagnés de fièvre & d'embarras gaftrique. L'ufage des évacuans a toujours paru abréger la durée de la maladie. Chez une femme, il eft furvenu derrière l'oreille droite, à la fuite d'un éryfipèle à la face, un abcès dont l'ouverture a été fuivie d'une guérifon affez prompte.

Les exanthêmes ont été auffi communs que variés, & le plus ordinairement ils devoient être confidérés comme crife ou comme fymptômes d'autres maladies. Puftules croûteufes développées fur les lèvres dans les fièvres d'accès, éruptions urticaires, véficuleufes; boutons prurigineux raffemblés en plaques irrégulières; puftules féreufes miliares, formant, par leur defficcation, des croûtes dartreufes fugaces; lichens ou dartres fufuracées légères; boutons pforiques, &c. toutes affections dont les unes difparoiffoient fpontanément & dont les autres cédoient facilement à l'emploi des bains & quelquefois à l'ufage intérieur du foufre.

PHLEGMASIES DES MEMBRANES MUQUEUSES.

Les affections catarrhales ont été très-multipliées durant tout l'hyver. Les fièvres étoient souvent compliquées de toux, de diarrhées quelquefois douloureuses ou d'ophthalmies. Nous avons observé des otalgies très-aigues, & on a vu couler par les oreilles des mucosités d'abord séreuses & quelquefois sanguinolentes, puis puriformes.

Les angines ont été rares, mais un grand nombre d'enfants & quelques adultes ont éprouvé des catarrhes de la bouche. Tantôt la maladie se bornoit à une rougeur extraordinaire de quelques points de la membrane interne, avec chaleur, cuisson & affluence extraordinaire, de salive. Tantôt il se développoit sur les gencives, sur la partie interne des lèvres ou des joues, à la pointe ou sur les bords de la langue, de petites vésicules plus ou moins multipliées, & dont la rupture donnoit lieu à autant de petits ulcères que recouvroit une couennne lardacée d'un blanc grisâtre. En même-tems, gonflement douloureux des parties environnantes avec rougeur qui se propageoit souvent jusqu'à la peau. Le reste du visage pâle & terne annonçoit un état de langueur. . . . Les boissons d'abord mucilagineuses, les gargarismes adoucissants & ensuite animés avec le miel rosat & l'acide muriatique, l'application du collyre de Lanfranc, & enfin l'usage des anti-scorbutiques, ont presque toujours été suivis d'un heureux succès ; ces ulcères se sont quelquefois développés vers la fin des fièvres muqueuses simples & putrides.

OBSERVATION 6. Une fille de 10 ans étoit au 17.ᵉ jour & à la fin d'une fièvre muqueuse d'abord légère & qui par suite avoit présenté quelques symptômes de mauvais caractère. Léger gonflement à la joue gauche avec tension luisante de la peau ; à l'intérieur, rougeur de la membrane muqueuse avec abondance de salive. Le 20.ᵉ jour, gonflement plus considérable, rougeur légère à la peau ; à l'intérieur, petite plaque blanchâtre & lardacée. Le 21.ᵉ salivation, haleine fétide ; on apperçoit des filaments gangréneux ; point de fièvre, réponses précises, appétit ; *gargarismes & lavements avec la décoction de quina camphrée.* Le 24.ᵉ excoriation à la commissure des lèvres, gonflement tel qu'il est impossible d'ouvrir la bouche. Vers les 9 heures du soir, la joue est marquée d'un point livide, & le 25.ᵉ, tache noire de la largeur d'une pièce d'un franc ; pouls foible, déprimé : les membres presque froids, le visage pâle, aucun sentiment de douleur ; *scarifications, cautérisation avec l'acide sulfurique, véficatoires aux jambes, potions toniques & stimulantes.* Les forces paroissent se relever un peu, mais le 28.ᵉ, la désorganisation augmente & détruit successivement toute la joue ; l'enfant a vécu jusqu'au 38.ᵉ jour.

Cette histoire ainsi que celles des numéros 3 & 4 annoncent,

dans la conftitution médicale de cette faifon, un caractère par-
ticulier que nous avons cru important de fignaler.

Les rhumes ou catharres pulmonaires étoient auffi communs
qu'opiniâtres. Accompagnés fouvent dans leur début, d'un mouvement fébrile qui duroit 2 ou 3 jours, la toux perfiftoit enfuite, entretenue fans doute par les variations continuelles de
la température.

Quelques vieillards fuccomboient au catarrhe fuffocant. Ils étoient
pris tout-à-coup d'une oppreffion profonde avec fentiment de plé-
nitude dans la poitrine, fuppreffion des crachats, refpiration haute,
accélérée, bruyante, &c. le pouls devenoit bientôt intermittent
avec refroidiffement des membres, pâleur & lividité du vifage.

PLEURÉSIES ET PÉRIPNEUMONIES.

Les pleuréfies & les péripneumonies ne fe font montrées à
Tours que dans la dernière quinzaine de Février, & elles n'y
font devenues fréquentes que dans le mois de Mars. Souvent
elles n'ont paru que comme fymptômes ou complications du catarrhe pulmonaire, & c'eft encore fous cette forme que celui-ci
eft devenu funefte à quelques vieillards.

OBSERVATION 7.e Un boucher de 52 ans, bien conftitué, eft
pris, le 29 Janvier, de friffons répétés plufieurs fois dans le
jour. Infomnie, toux fèche, douleur pongitive à la partie latérale
droite & inférieure de la poitrine, augmentant par les efforts
de la toux. Bientôt oppreffion, expectoration vifqueufe, blanche, jaune & verdâtre, jamais fanglante ni rouillée ; vomiffements de même nature... Le 1.er Février, il garde le lit pour
la 1.re fois ; envies de vomir, bouche pâteufe, amère ; langue
rouge, affez nette. Refpiration courte, fréquente ; toux étouffée
par la douleur latérale que la preffion augmentoit : pouls accéléré, ample, mais fans force ; *vomitif, véficatoire fur le point
douloureux*. L'oppreffion augmente graduellement. Les crachats of-
frent les mêmes nuances non mêlangées. Le 3 Février, délire,
agitation continuelle, douleur latérale moindre, refpiration haute,
précipitée, fon obtus dans la région droite & fupérieure de la poitrine ; pouls très-fréquent, mol, irrégulier. Mort le 4 au matin.

Ouverture : les trois lobes du poulmon droit étoient revêtus
& réunis par une exudation membraniforme peu ténace, très-mince
fupérieurement, plus épaiffe & prefque gélatineufe inférieurement
& en arrière. La plévre étoit rouge & opaque ; le lobe fupérieur
du poulmon préfentoit la confiftance du foie & l'afpect de fon
tiffu ; le lobe moyen, plus fouple, étoit brun & gorgé de fang ;
l'inférieur moins injecté & encore crépitant. Le péricarde épaiffi
contenoit environ 8 onces de férofité. Le poulmon gauche ad-

hérent à la plevre par des lambeaux membraneux anciens &
organifés , étoit fain d'ailleurs.

OBSERVATION 8.ᵉ Un homme de 21 ans fe difoit malade depuis 16 jours. Tous les membres paroiffent légèrement tuméfiés ;
vifage affez volumineux, ni rouge ni animé, foif, langue nette,
pouls fréquent , toux rare & légère ; agitation , infomnie. Le
lendemain , toux laborieufe , vifage grippé , refpiration haute, très-
accélérée , plaintive , langue fèche , il ne peut fe contenir. Comme
la veille , il demande des aliments. Mort dans le jour.

Ouverture : point d'épanchement dans la poitrine, aucune trace
d'exudation. L'un & l'autre poulmon hépatifés dans leurs deux
tiers fupérieurs , fains & crépitans dans leur tiers inférieur.

OBSERVATION 9.ᵉ Un homme de 20 ans, de tempéramment
pituiteux, de complexion très-foible, étoit malade depuis 17 jours.
Le 18 Mars, vifage grippé, les joues un peu enfoncées, pâles &
ternes, avec rougeur aux éminences mâlaires , langue rouge ,
nette, refpiration haute, courte , fréquente, plaintive ; fenfibilité extrême à tous les points du thorax : toux fréquente, étran-
glée par des élancements douloureux. Expectoration de mucofités fanglantes, pouls fréquent, affez développé , diarrhée. *Saignée,
adouciffans , véficatoires aux jambes.* Le 8.ᵉ jour, langue fèche
& rouge , même état. Le 11.ᵉ expectoration plus facile, moins fanglante ; refpiration moins difficile, moins de fenfibilité aux parois
de la poitrine. Le 12.ᵉ crachats cuits; la convalefcence a été enfuite fecondée par de légers anti-fcorbutiques.

Les trois hiftoires précédentes ont paru propres à bien marquer
le caractère des affections inflammatoires de cette conftitution.
Nous en fupprimons avec peine quelques autres qui dévelop-
peroient mieux leurs périodes & leur marche progreffive , foit
dans leur état de fimplicité ; foit dans leurs diverfes complications.

Tantôt l'invafion fe faifoit brufquement par un friffon ou par
un tremblement fuivi de fièvre & des fymptômes de pleuro-
péripneumonie. Tantôt après quelques jours de mal-aife, d'anorexie, &c. il fe développoit un catarrhe pleurétique avec fièvre.
Enfin d'autres fois c'étoit un fimple rhume qui prenoit tout-à-
coup le caractère d'une pleuro-péripneumonie grave.

Toujours les traits du vifage paroiffoient comme retirés en
haut ; les éminences mâlaires plus ou moins rouges , le fond du
teint pâle & peu animé. Prefque toujours beaucoup d'oppreffion ; douleur profonde, quelquefois fuperficielle , mais étendue ,
arrêtant la parole & la toux. La refpiration généralement difficile,
haute, courte & accélérée. Dès le 3.ᵉ jour, l'expectoration étoit
rouillée & quelquefois fanglante. Des faignements de nez abondants & toujours avantageux arrivoient fouvent du 4 au 7.ᵉ jour.

Prefque toujours il a été utile de tirer du fang, foit par l'ouverture dès veines du bras, foit par l'application des fang-fues fur le lieu de la douleur, quand elle étoit fuperficielle, & qu'elle augmentoit par l'attouchement. Mais il étoit rarement convenable de réitérer la faignée.

Très-fouvent il y avoit en même-tems des fignes d'embarras gaftrique & inteftinal, une diarrhée plus ou moins fatigante. On tiroit un grand parti des vomitifs, & l'ipécacuanha agiffoit enfuite heureufement, à la dofe de quelques grains, avec la magnéfie en poudre ou dans des potions adouciffantes & légèrement opiacées. En peu de jours la coction s'annonçoit par les crachats ; la refpiration reprenoit fa liberté naturelle, &, fur la fin, un purgatif doux & tonique concouroit à rétablir l'appétit & les fonctions digeftives. Dans certains cas dans lefquels l'irritation perliftoit ou fembloit s'aggraver, on opéroit une heureufe révolution par l'application des véficatoires aux jambes. Enfin il eft arrivé, quoique rarement, qu'après des fignes d'une bonne coction & d'une réfolution bien faite, la fièvre a reparu & revêtu le caractère adynamique.

Dans la dernière quinzaine de Décembre, il s'eft manifefté dans le nord du Département, une maladie épidémique qui dèslors débutoit avec un appareil de fymptômes inflammatoires. Nous devons à M. Bodin, Médecin & Membre correfpondant de la Société médicale, les renfeignements qui nous l'ont fait connoître. Elle s'eft développée dans des hameaux dont les maifons infalubres par des vices de conftruction, font d'ailleurs environnées d'eaux croupiffantes & de matières végétales putréfiées. Elle attaquoit de préférence les gens pauvres & néceffiteux.

Elle débutoit prefque toujours par un tremblement d'une ou deux heures, auquel fuccédoit une fièvre vive avec chaleur à la peau, rougeur au vifage, pouls gros & plein. En même-tems, il fe développoit tantôt une céphalalgie très-vive, tantôt un mal de gorge avec difficulté d'avaler, enfin d'autre fois, une douleur pleurétique fur un point quelconque du thorax avec impoffibilité de fe coucher fur le côté malade, une toux qui augmentoit la douleur & une expectoration de mucofités fanguinolentes. Prefque toujours, la langue étoit fale & jaune avec amertume de la bouche. Dès-lors les faignements de nez étoient fort utiles. Dèslors on employoit heureufement la faignée foit générale foit locale, mais il falloit y recourir dès les premiers jours ; car après le 3 ou 4.ᵉ, le pouls devenoit foible, & les malades tomboient dans un état d'adynamie très-prononcé. Après la faignée, les émétiques convenoient généralement ainfi que les véficatoires appliqués auprès du fiège dé l'affection locale. Les fymptômes de la feconde période indiquoient l'ufage des toniques & des ftimulans anti-feptiques. La préfence des vers demandoit qu'on leur affociât prefque toujours les vermifuges.

RHUMATISMES.

Nous avons eu quelques exemples de rhumatifmes fibreux extrêmement opiniâtres qui ont duré tout l'hyver, & qui ont paru s'exafperer toujours pendant les gelées blanches, les ouragans, & fous le règne des vents d'eft. Les rhumatifmes mufculaires aigus ont été très-rares, mais nous avons vu très-fouvent, les fièvres & les fluxions de poitrine fe terminer par des douleurs fort vives dans les·lombes, aux épaules, aux bras ou aux jambes. Prefque toujours elles difparoiffoient par l'ufage de quelques bains tièdes. Beaucoup de pleurodynies ont cédé avec une égale facilité au même moyen fecondé par l'ufage de vêtements chauds & quelquefois par l'application du véficatoire.

La plupart des goutteux ont éprouvé des attaques de leur maladie habituelle.

AFFECTIONS COMATEUSES.

Les apoplexies & les paralyfies ont été fréquentes. Les malades qui ont échappé, ont eu des convalefcences difficiles, quelques-uns font reftés long-tems dans un état d'idiotifme ou d'imbécillité phyfique & morale. En général ces maladies tenoient à un affoibliffement marqué de la puiffance nerveufe & du fyftême fanguin. Nous pourrions cependant rapporter quelques exemples d'apoplexie produite par un effort hémorhagique manifeftement dirigé vers la tête, & dans lefquels la faignée n'a pu combattre efficacement l'effet foudroyant d'épanchements fanguins confidérables.

HYDROPYSIES.

La diathèfe aqueufe ou leuco-phlegmatique a été affez prononcée pendant toute la faifon. Quelques infiltrations ou anafarques commençantes, ont cédé facilement au traitement qui néanmoins a du être varié fuivant le degré d'utilité qu'on a cru retirer de tel ou tel moyen. Souvent, le plus efficace confiftoit dans la guérifon de la maladie dont l'infiltration n'étoit qu'une fuite.

OBSERVATION 10.ᵉ Un veuve âgée d'environ 37 ans, avoit été prife, au mois d'Août dernier, d'une fièvre intermittente qui, après plus de 6 femaines fut guérie par le quinquina. L'infiltration, qui s'étoit annoncée auparavant, s'accrut par fuite à tel point que, dans le mois d'Oftobre, on avoit pratiqué, à chaque jambe, cinq fcarifications longues & profondes. L'enflûre avoit complétement difparu, & les incifions s'étoient bien cicatrifées. Vers le milieu de Décembre, retour de la fièvre fuivant

le

le type quarte, & bientôt infiltration nouvelle d'abord aux malléoles, puis aux jambes, aux cuisses, &c. Le 23 Février, visage pâle & bouffi, gonflement énorme & très-ferme de toutes les parties du corps, impossibilité de quitter le lit. Malgré l'épaisseur & la dureté des parois abdominales, surtout vers les côtés, la fluctuation indiquoit manifestement un épanchement considérable. L'absence du sommeil, la toux, l'oppression, la nécessité de tenir le tronc fort élevé, l'impossibilité de bien exécuter la percussion sur la poitrine, &c. laissoient beaucoup d'incertitudes sur l'état de la cavité thorachique; les urines étoient très-rares & très-peu abondantes. Quatre gros de quinquina avec un peu de sulfate de fer, prévinrent l'accès du 27 Février. On donna ensuite successivement ou simultanément l'oximel, le vin scillitique, l'acétate de potasse, la poudre de digitale à l'intérieur, & sa teinture en frictions; le 10, mais surtout le 11 Mars, douleurs dans tous les membres, & vers l'hypochondre droit. Les forces & l'appétit paroissoient meilleurs; mais l'infiltration ne diminuoit pas sensiblement, le cours des urines n'avoit pas augmenté; suspension de tout remède. Le 13, cinq à six déjections séreuses, urines plus abondantes, la diarrhée fut fatigante jusqu'au 20, *eau de riz acidulée, julep scillitique opiacé*, & par fois *légère eau de rhubarbe*. Le 20 Mars, l'appétit est parfaitement rétabli, la diarrhée a presque cessé, l'urine coule abondamment. On revient à l'usage intérieur de la digitale. Le 30 Mars, tout annonce une heureuse guérison. Elle paroissoit complète le 19 Avril, & l'exploration facile de l'abdomen ne découvroit, dans cette cavité, aucune altération des viscères.

Les exemples de terminaison fâcheuse ont été assez rares; car on se gardera bien d'attribuer à l'hydropisie la mort des deux individus dont nous allons rapporter l'histoire abrégée.

AFFECTIONS ORGANIQUES DU CŒUR.

OBSERVATION 11.ᵉ Un homme de 70 ans, avoit depuis long-tems les jambes parsemées de grosses varices & constamment enflées le soir. Dans le mois de Décembre 1811, visage tuméfié, les joues infiltrées & pendantes, marquées de vergetures d'un rouge violet; les lèvres volumineuses, & de la même couleur; le pouls singulièrement inégal & irrégulier; mouvements tumultueux du cœur sensibles au toucher, visibles même dans un très-grand espace, & imprimant au tronc des secousses remarquables. Infiltration des jambes, des cuisses, du scrotum & des parois abdominales; depuis long-tems, insomnies ou sommeil fort interrompu, palpitations fréquentes avec un sentiment d'oppression & menaces de suffocation. Souvent il passoit une partie des nuits assis sur

B

fon lit ou fur une chaife. Le jour il étoit effoufflé dès qu'il marchoit un peu vîte, ou qu'il montoit un efcalier. Divers apé-
ritifs furent quelque tems fans fuccès, enfin l'ufage de la digitale en poudre avec une préparation ferrugineufe, détermina une
ample excrétion d'urine, & vers le 8 Janvier l'infiltration étoit
prefqu'entièrement diffipée. Les remèdes furent fufpendus. Vers
le 20 Février, l'enflûre reparut & augmenta affez rapidement.
Le même remède refta encore quelque tems inutile, mais enfin le
cours des urines redevint abondant, & vers la fin de Février, les
jambes étoient de nouveau défenflées. Le 18 Mars, il fe
lève, comme il lui arrivoit fouvent, à trois heures du matin,
fe rend au lieu de fes occupations ordinaires, & meurt à 9 heures affis fur une chaife. ... L'ouverture ne fut point faite, mais
on reconnoîtra fans doute, dans cette hiftoire, les caractères
d'un anévrifme du cœur avec offification, obturation ou léfion
analogue de fon orifice aortique.

OBSERVATION 12.ᵉ Une femme de 52 ans étoit le 29 Février
dans un état d'infiltration univerfelle. Vifage bouffi, flafque &
d'une pâleur livide et bleuâtre ; les lèvres d'un bleu affez foncé,
volumineufes, toux & expectoration puriforme. Conftamment affife
fur fon lit & la tête inclinée en avant, à peine pouvoit-elle
fe rejeter quelques inftans fur des oreillers qui formoient derrière elle un doffier fort élevé. Succombant fans ceffe au fommeil elle ne pouvoit s'y livrer, qu'elle ne fût à l'inftant réveil-
lée en furfaut. La réfonnance de la poitrine écartoit tout foup-
çon d'épanchement. A la région du cœur, mouvement tumultueux, à peine fenfible, pouls très-foible, irrégulier. Vers
l'union de la première pièce du fternum avec la feconde, on
appercevoit un mouvement de pulfation ifochrone à celui du pouls.
La refpiration s'eft toujours opérée fans fifflement. Le 8 & le
9 Mars elle ne parloit plus, & paroiffoit fans ceffe affoupie,
le vifage étoit bleu comme les mains & les avant-bras. Le 18
elle étoit inclinée à gauche fur fes oreillers très-élevés. Elle
mourut dans cette pofition fans agonie.

Cette femme s'eft toujours expliquée très-difficilement. Il pa-
roit que l'œdématie étoit permanente depuis environ deux mois ;
que depuis très-long-tems elle avoit remarqué fouvent & par in-
tervalles, de l'enflûre aux jambes, & qu'enfin depuis près de 20
ans, elle avoit été fujette à des accès d'afthme, à des menaces
de fuffocation dont les retours s'étoient graduellement accélérés.

L'ouverture ne fut pas poffible, & par conféquent on n'a
pu reconnoître au jufte l'efpèce de léfion organique qui exiftoit
fans aucun doute au cœur ou dans des gros vaiffeaux.

Nous terminerons cet article par l'hiftoire d'un hydro-péricarde qui fe rapprochera également & des hydropifies & des maladies organiques du cœur.

Un homme de 21 ans, de complexion foible, arriva à Tours, vers la fin de Février 1811, après avoir effuyé de longues fatigues, & dans un état de mifère & de dénûment extrême. Il fouffroit de tous les membres, & accufoit principalement une douleur à l'épigaftre & à la partie inférieure, antérieure & gauche de la poitrine. En outre, infomnie, appétit nul, toux catarrhale très-fatigante, diarrhée mucofo-fanglante avec tranchées et ténefme. Il tomba graduellement dans le dernier dégré de foibleffe & d'émaciation. Cependant en Avril, la diarrhée ceffa, l'appétit reparut, & il reprit des forces. La toux adoucie ne difparut jamais, & la douleur de la poitrine & de l'épigaftre continua de fe faire fentir prefque conftamment. Vers le mois de Novembre, difficulté de refpirer, fentiment de gêne & d'angoiffe à la région du cœur & à l'épigaftre. Pouls petit, concentré, régulier, point accéléré. La poitrine percutée réfonnoit bien dans tous fes points. On ne fentoit que foiblement les battements du cœur. Vers le 15 Novembre, il furvint une infiltration confidérable & ferme à toute la jambe droite. Elle dura environ 15 jours. Vers le 15 Décembre, anxiétés plus grandes ; diarrhée ; pâleur légère & bouffiffure du vifage ; vomiffements ; perte d'appétit ; peu ou point de fommeil. Au commmencement de Janvier 1812, infiltration de la jambe & de la cuiffe gauche ; battements du cœur tout-à-fait infenfibles, fon un peu obfcur à la région de ce vifcère. Le 7 Janvier, point de fommeil, angoiffes avec un fentiment d'oppreffion extrême, refpiration difficile, haute, accélérée, menaces de fuffocation. Il fe tint toujours couché fur le dos, fans avoir le tronc ni la tête élevés, excepté les deux derniers jours qu'il paffa dans une agitation continuelle. Mort le 13.

Ouverture. La lèvre inférieure pâle, groffe, renverfée. Echymofe bleuâtre, légère fur le côté gauche de la face & du col. Toute la peau blanche fans infiltration, excepté à la jambe & à la cuiffe gauches.

Environ un demi litre de férofité dans chaque cavité du thorax. Le péricarde un peu épaiffi en contenoit au moins 2 litres & demi. Elle étoit limpide & d'un jaune verdâtre. Le cœur étoit ferme & très-petit. Sa membrane externe, blanche & opaque n'étoit pas fenfiblement épaiffie. Ses cavités n'ont offert aucune léfion.

Les poulmons comprimés étoient fouples & crépitans, ils contenoient un affez grand nombre de tubercules cruds, dont les plus gros n'excédoient pas le volume d'un pois.

CONCLUSION.

Nous fommes loin de penfer que nous ayons indiqué toutes les maladies qui ont paru pendant le cours de l'hyver, encore moins décrit toutes les nuances qu'elles ont offertes. Mais nous croyons avoir affez fait pour déterminer le caractère dominant de la conftitution médicale pendant cette faifon, & ce caractère nous paroît avoir été parfaitement en rapport avec celui d'une conftitution atmofphérique, généralement molle, humide & affoibliffante.

Durant toute la faifon, les maladies ont affecté fpécialement le fyftême des membranes muqueufes, mais furtout les portions de ce fyftême qui répondent aux appareils gaftrique & pulmonaire. A la vérité, dès le mois de Décembre & de Janvier, on avoit obfervé, dans le nord du Département, des fymptômes de phlegmafies parenchymateufes & féreufes. Nous avons fait nous-même, quoiqu'un peu plus tard, des obfervations femblables. Mais toujours les fymptômes muqueux ont accompagné ces phlegmafies féreufes ou parenchymateufes ; & bien que, dans la pratique, il ait été alors néceffaire d'avoir d'abord & principalement en vue les inflammations du poulmon, de la plèvre ou du péritoine, attendu que, par leur nature, elles devoient plus promptement compromettre la vie, il n'en eft pas moins vrai peut-être que ces inflammations ne fe préfentoient que comme complications des affections muqueufes dont l'empire continuoit toujours d'être dominant. Sans doute, à la même époque, les fièvres muqueufes continues ou intermittentes, les fièvres catarrhales, &c. préfentoient, dans leur première période, un caractère de vivacité, d'exaltation dans les fonctions vitales & d'exubérance fanguine qu'elles n'avoient pas auparavant. Mais il ne falloit pas s'y tromper. On retrouvoit bientôt, dans les périodes fuivantes, cette inertie, ce défaut de réaction qui fignale généralement la conftitution pituiteufe. La lenteur quelquefois défefpérante de certaines convalefcences, les accès qui prolongeoient la durée des fièvres continues, les aphthes, les ulcérations fcorbutiques de la bouche, obfervées fi fouvent, ainfi que la préfence des vers, même chez les adultes, les infiltrations des membres, les hydropyfies générales, enfin la fréquence remarquable des paralyfies & des affections comateufes, ne femblent-elles pas devoir accufer l'influence d'une caufe auffi générale que puiffante ?

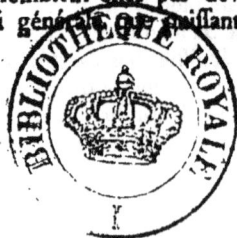